Barbacoa

Recetas de barbacoa: una guía paso a paso para dominar tu barbacoa y cocinar las recetas más deliciosas

(Recetas de barbacoa para principiantes)

Daniel Ibáñez

Tabla De Contenido

Hamburguesas Con Citrus 1

Comida En Foil 3

Filete De Pimiento De Ajo 5

Caprese Burger 6

Arrachera 8

Big John's Costillas A La Barbacoa Y Seco Spice Rub 10

Broth Marinated Bbq Steak 13

Gran Bistec De La Ardilla 15

Rock's T-Bone Filetes 17

Juicy Deer Y Bacon Hamburguesas 19

Filete De Mignon Con Salsa De Crema De Bacon 21

Ensalada De Bistec A La Parrilla 23

Kabobs De Carne De Res Con Frutas A La Parrilla 26

Hamburguesas Italianas A La Parrilla 29

Xavier Steak 32

Filete De Costilla Con Sésamo De Maní 35

Filetes De Rosemary Con Manteca De Papaya 38

Filete De Flanco Con Salsa De Aguacate 41

Hamburguesas De Cerveza 44

Torta De Carne Mexicana 46

Devil's Meatloaf En La Parrilla 48

Hamburguesas Favoritas De Roquefort Del Detroit-Estilo Del Papá 50

¡Hamburguesas De Wonnie! 52

Chipotle Cheeseburger 54

Pan De Carne Vegetariana Con Verduras .. 57

Tater Tots Cazuela 60

Meme's Pasta Fagioli 63

Sopa De Taco 66

Kraut Bierocks 68

Rollo De Carne Siciliana 71

Pasta De Carne Y Parmesano 74

Bistec De Salisbury Del Medio Oeste........... 76

Tacos Bajos En Carbohidratos 79

Lazy Lasagna 81

No Yolks Cazuela De Fideos De Carne 83

Carne De Res Molida Y Repollo Picado 85

Jammin 'Tarheel Chili 87

Lasas De Carne Básica De Alysia 89

El Pan De Carne Saludable De Momma 92

Spaghetti Rápido 95

Hamburguesa Rápida Y Fácil Stroganoff ... 97

Magdalenas De Lasaña 100

Salsa De Wiener Caliente Del Sistema De Nueva York 103

Mezcla De Lasaña Mexicana 105

Macarrones Chili Macarrones Con Queso 107

Ensalada De Taco Con Vinagre De Lima . 110

Pastel De Pastor 113

Cazuela De Frijol Calico 116

Sloppy Joes I 118

Emily's Famous Chili 119

Carnes Alemanas 122

Col Rolls 125

Pastel De Queso 127

Samosas De La Carne De Vaca 129

Arroje La Cazuela Mexicana 133

Tres Cazuela De Potluck De Frijoles 135

Huevo Foo Yung Ingredientes 137

Pizza Al Revés 139

Seta En El Meatloaf Medio 141

Albóndigas Italianas 143

Pimientos Rellenos Asados 145

Hamburguesas Con Citrus

Ingredientes
- 2 cucharada de salsa de barbacoa
- 2 libra de carne picada
- 1/2 taza de salsa de barbacoa
- 4 rebanadas de queso pepperjack
- panes de hamburguesa
- 2 limón
- 2 lima
- 2 naranja

Direcciones
1. Rallar la cáscara del limón, de la cal, y de la naranja en un tazón de fuente grande.
2. Apriete el jugo de la mitad de cada trozo de fruta en el recipiente.
3. Batir en 2 cucharada de salsa de barbacoa.
4. Agregue la carne molida; mezclar bien.
5. Cubra y refrigere por 2 0 a 4 0 minutos.

6. Precaliente una parrilla al aire libre para el calor alto, y aceite ligeramente la parrilla.
7. Forme la carne en empanadas.
8. Parrilla con la tapa abierta, aproximadamente 4 minutos por lado.
9. Cepille cada hamburguesa con una cucharada de salsa de barbacoa durante la parrilla, recubriendo ambos lados.
10. Las mejores hamburguesas con queso de pepperjack y cocinar hasta que el queso se derrita y la carne ya no es de color rosa en el centro, alrededor de 2 minuto adicional.

Comida En Foil

Ingredientes
- 2 zanahoria, cortada en rodajas
- 2 cebolla dulce, cortada en rodajas
- 2 cucharada de mantequilla
- sal y pimienta para probar
- Mandril de carne molida de 1/2 libra
- 2 papa, cortada en rodajas

Direcciones
1. Precaliente una parrilla al aire libre para el calor alto.
2. Engrase ligeramente un lado de un gran trozo de papel grueso.
3. Forme un plato de carne picada en una empanada y colóquelo en el centro del lado preparado del papel.
4. Coloque la papa, la zanahoria y la cebolla dulce alrededor de la carne.
5. Cubra con mantequilla.
6. Sal y pimienta para probar.

7. Cerrar herméticamente la hoja alrededor de la carne y las verduras.
8. Coloque el paquete de aluminio sellado en la parrilla preparada.
9. Hacer girar con frecuencia, cocine aproximadamente 40 minutos, o la cocción deseada.

Filete De Pimiento De Ajo

Ingredientes
- 2 cucharada de pimienta negra molida
- 2 libras de carne redonda, 4 pulgadas de espesor
- 2 cucharada de aceite de oliva
- 2 dientes de ajo, pelados y triturados

Direcciones
1. Precaliente una parrilla al aire libre para el calor alto y ligeramente la parrilla de aceite.
2. En un tazón pequeño, mezcle el aceite de oliva, el ajo y la pimienta.
3. Ponga el bistec y frote con la mezcla de aceite de oliva.
4. Coloque la carne en la parrilla preparada.
5. Cocine durante 20 minutos, o hasta la cocción deseada, girando una vez.

Caprese Burger

Ingredientes

- 2 cucharada de pasta de tomate
- 1/2 taza de albahaca fresca picada
- 1/2 taza de queso parmesano rallado
- 2 diente de ajo picado
- 1/2 cucharadita de pimienta negra
- 4 onzas de queso mozzarella fresco, cortado en rodajas
- 4 bollos de hamburguesa, partidos
- 2 cucharada de vinagre balsámico
- 2 cucharada de aceite de oliva virgen extra
- sal y pimienta para probar
- 4 rodajas gruesas de tomate
- 5 libras de carne picada magra

Direcciones

1. Batir el vinagre balsámico, el aceite, la sal y la pimienta en un tazón pequeño.
2. Vierta sobre rodajas de tomate para marinar.

3. Precaliente una parrilla al aire libre para el calor medio-alto, y aceite ligeramente la parrilla.
4. Mezcle la carne picada, la pasta de tomate, la albahaca, el queso parmesano, el ajo y 1/2 cucharadita de pimienta en un tazón grande.
5. Forme la mezcla de carne en 4 empanadas iguales.
6. Cocinar en la parrilla precalentada hasta que las hamburguesas se cocinan a su grado deseado de cocción, unos 6 minutos por lado para bien hecho.
7. Un termómetro de lectura instantánea insertado en el centro debe leer 2 60 grados F.
8. Arriba cada hamburguesa con queso mozzarella; Dejar fundir.
9. Servir en bollos de hamburguesa con rodajas de tomate marinadas.

Arrachera

Ingredientes
- 2 cucharada de pimienta blanca
- Botella de 2 /2 de cerveza mexicana
- 2 libras de bistec falda, pounded plana
- 2 0 paquetes sazon condimento con cilantro y achiote

Direcciones
1. Espolvorear cada pedazo de bistec de falda con el sazon y la pimienta blanca.
2. Apilar los filetes condimentados en un plato profundo como usted temporada ellos.
3. Vierta la cerveza sobre los filetes.
4. Cubra el plato y refrigere por 2 horas.
5. Precaliente una parrilla al aire libre para el calor y aceite ligeramente la parrilla.
6. Retire los filetes del plato y deseche el adobo.
7. Cocine los filetes de falda en la parrilla preparada hasta que estén muy firmes,

calientes y grises en el centro, de 12 a 25minutos por lado.

Big John's Costillas A La Barbacoa Y Seco Spice Rub

Ingredientes

- 4 tazas de salsa de tomate en conserva
- 1/2 taza de azúcar morena
- 2 /2 taza de tomate fresco picado
- 1/2 cucharada de salsa Worcestershire
- 2 cucharadas de copos de cebolla seca
- 1/2 taza de salsa de soja
- 1/2 taza de agua
- 2 taza de chile en polvo
- 2 cucharada de ajo picado
- 2 cucharadita de cebolla en polvo
- 2 /2 cucharadita de comino molido
- 4 cucharaditas de sal
- 2 cucharadas de sal condimentante
- 2 libras de costillar

Direcciones

1. En un tazón pequeño o una jarra, mezcle el polvo del chile, el ajo picado secado, el polvo de la cebolla, el comino, la sal y la sal del condimento.
2. Coloque la costilla en una bandeja de hornear mediana.
3. Frotar vigorosamente con 2 /2 de la mezcla de polvo de chile.
4. Cubra y refrigere 4 a 6 horas.
5. En una cacerola mediana, mezclar la mitad de la mezcla de polvo de chile, salsa de tomate, azúcar moreno, tomate, salsa Worcestershire, copos de cebolla seca, salsa de soja y agua.
6. Cocine de 5 a 7 horas, revolviendo de vez en cuando, a fuego lento.
7. Prepare una parrilla al aire libre para el calor indirecto.
8. Rellene ligeramente el aceite.
9. Cocine las costillas cubiertas en la parrilla preparada de 5 a 7 horas, o al gusto deseado.

10. Cepille con la mezcla de salsa de la cacerola mediana durante los últimos minutos de cocción.
11. Servir con la mezcla de salsa restante.

Broth Marinated Bbq Steak

Ingredientes
- 2   de salsa de barbacoa botella
- 2 filetes de filete de res

- 2 caldo de carne de res

Direcciones

1. Mezcle el caldo de carne y la salsa de barbacoa en un tazón mediano.
2. Coloque los filetes de ternera en un tazón mediano y cubra con el caldo de carne y la salsa de barbacoa.
3. Cubra el tazón y colóquelo en el refrigerador.
4. Permita que las carnes mareen un mínimo de 2 horas.
5. Precaliente una parrilla al aire libre para el calor alto y ligeramente la parrilla del aceite.
6. Grill bistecs en la parrilla preparada de 8 a 8 minutos por lado, o al gusto deseado.

Gran Bistec De La Ardilla

Ingredientes
- condimentos de carne a gusto
- sazonar la sal al gusto
- sal al gusto
- pimienta negra molida al gusto
- 2 0 onzas de filete de solomillo de ternera
- 1/2 taza de salsa de soja
- 1/2 taza de aderezo a la italiana de ensalada
- 1/2 taza de salsa de barbacoa
- 4 cucharadas de aceite vegetal
- 2 diente de ajo, pelado y picado

Direcciones
1. En un tazón mediano, mezcle la salsa de soja, el aderezo a la italiana, la salsa de barbacoa, el aceite vegetal, el ajo, el condimento de los filetes, la sal

condimentada, la sal y la pimienta negra molida.
2. Coloque el filete en la mezcla.
3. Cubrir y marinar en el refrigerador 2 2 horas, o durante la noche.
4. Dé vuelta al filete una vez durante el marination.
5. Precaliente una parrilla al aire libre para el calor medio a alto y ligeramente la parrilla de aceite.
6. Cocine el filete en la parrilla preparada de 6 a 8 minutos por lado, o al grado de cocción deseado.

Rock's T-Bone Filetes

Ingredientes
- 4/6 cucharadita de pimienta de cayena, o al gusto
- 4/6 cucharadita de cilantro molido, o al gusto
- 4/6 cucharadita de cúrcuma molida, o al gusto
- 4 filetes de t-bone de 4 onzas a temperatura ambiente
- 4 cucharaditas de sal, o al gusto
- 2 cucharaditas de pimentón
- 4 cucharaditas de pimienta negra molida
- 4 /4 cucharadita de cebolla en polvo
- 4 /4 cucharadita de ajo en polvo, o al gusto

Direcciones
1. Precaliente una parrilla al aire libre para el calor alto, y aceite ligeramente la rejilla.

2. Revuelva la sal, pimentón, pimienta negra, cebolla en polvo, ajo en polvo, pimienta de cayena, cilantro y cúrcuma juntos en un tazón pequeño; dejar de lado.
3. Frote los filetes en todos los lados con la mezcla de condimento.
4. Cocinar en la parrilla precalentada a su grado deseado de doneness, 4 a 4 2 /2 minutos por lado para el medio-raro.
5. Un termómetro de lectura instantánea insertado en el centro debe leer 2 4 0 grados F.

Juicy Deer Y Bacon Hamburguesas

Ingredientes

- pimienta negra molida fresca
- cerveza fuerte
- Salsa Worcestershire Lea & Perrins
- 4 bollos de hamburguesa, partidos
- 6 rebanadas de tocino ahumado con nogal
- 2 /2 libra de venado molido
- 2 /2 libra de carne picada magra
- sal kosher

Direcciones

1. Colocar el tocino en una sartén grande y profunda, y cocinar a fuego medio-alto, girando de vez en cuando, hasta que esté dorado uniformemente, unos 2 0 minutos.
2. Escurrir las rodajas de tocino en un plato de papel toalla.

3. Combine el venado molido y la carne picada en un tazón.
4. Divida en 4 bolas, y aplanar en empanadas.
5. Caliente una sartén grande a fuego medio.
6. Coloque las hamburguesas en la sartén calentada y espolvoree cada hamburguesa con sal, pimienta negra, una pizca de cerveza y un poco de salsa Worcestershire.
7. Voltear las hamburguesas una vez que una corteza marrón se ha formado en la parte inferior, de 6 a 2 0 minutos.
8. Espolvoree el lado cocido de las hamburguesas con la sal, pimienta, cerveza y Worcestershire.
9. Cocine hamburguesas otros 6 a 2 0 minutos para bien hecho.
10. Cubra cada empanada con el tocino y sirva en los bollos de la hamburguesa.

Filete De Mignon Con Salsa De Crema De Bacon

Ingredientes
- 2 cucharada de mantequilla
- 4 chalotes picados
- 1/2 taza media y media de crema
- sal y pimienta para probar
- 4 filetes de mignon 2 cucharadita de aceite de oliva
- 4 rebanadas de tocino, picadas

Direcciones
1. Precaliente una parrilla al aire libre para el calor medio-alto, y aceite ligeramente la rejilla.
2. Cepille los filetes con aceite de oliva, y cocine en la parrilla precalentada a la cocción deseada.

3. Un termómetro de lectura instantánea insertado en el centro debe leer 2 4 0 grados F.
4. Ponga los filetes a un lado en un plato con una bandeja de aluminio para descansar.
5. Mientras los filetes están descansando, prepare la salsa: cocine y revuelva el tocino picado en una cacerola pequeña a fuego medio hasta que las piezas del tocino estén crujientes, de 5 a 7 minutos.
6. Incorporar la mantequilla y las chalotas, cocinar y revolver hasta que los chalotes sean suaves y translúcidos, unos 6 minutos más.
7. Agregue la mitad y mitad, traiga la mezcla a fuego lento a fuego medio-bajo, y cocine, revolviendo de vez en cuando, hasta que la salsa se espese ligeramente, aproximadamente 8 minutos.
8. Sazonar al gusto con sal y pimienta, y servir sobre los filetes.

Ensalada De Bistec A La Parrilla

Ingredientes

- 2 aguacate maduro, pelado, sembrado, cortado en cubitos
- 5 taza de queso cheddar suave reducido de Sargento o Sargento Mezcla de queso cheddar rallado dividido
- 1/2 taza de cebolla roja en rodajas finas 2 cucharadas de aceite de oliva virgen extra
- 2 cucharada de jugo de limón fresco o vinagre de vino blanco
- 2 cucharaditas de chiles chipotle puré en salsa adobo
- 2 2 /2 cucharaditas de ajo picado, dividido
- 2 cucharadita de pimienta negra recién molida
- 2 libra de filete de falda magra o filete de flanco

- 8 tazas de lechuga romaine rasgada o ensalada de verduras mixtas
- 2 tomate grande, sin semillas, picado

Direcciones

1. Frote 2 cucharaditas de ajo y pimienta sobre el filete.
2. Parrilla a fuego medio-caliente en una parrilla cubierta de 5 a 7 minutos por lado para un tamaño medio, dependiendo del grosor del filete.
3. Transfiera el filete a una tabla de talla; Tienda con papel de aluminio y dejar reposar 6 minutos.
4. Mientras tanto, combine la lechuga, tomate, aguacate, 2 taza de queso y cebolla roja en un tazón grande.
5. Combine el aceite, el jugo de limón y el ajo restante en un tazón pequeño; mezclar bien.
6. Para un aderezo más picante, añadir chipotle chiles.
7. Agregue la mezcla al recipiente; Mezcle con la mezcla de lechuga.

8. Traslado a cuatro platos de servir.
9. Tallar el filete transversalmente en rodajas finas; Organizar sobre ensaladas.
10. Cubra con el queso restante.

Kabobs De Carne De Res Con Frutas A La Parrilla

Ingredientes
- 2 grandes pimientos rojos cortados en trozos de 2 pulgadas
- 2 cucharadas de aceite de oliva
- 4 tazas de cubitos de piña fresca de 2 pulgada
- 2 naranja ombligo grande, pelada, seccionada
- 2 cucharada de mantequilla
- 2 cucharadas de azúcar morena
- 2 cucharada de ron
- 4 /4 taza de yogur natural
- 1/2 cucharadita de pimienta de cayena
- 2 cucharadita de raíz de jengibre fresco picado
- 2 cucharaditas de ralladura de ralladura de naranja

- 2 libra de solomillo superior, cortado en cubos de 2 pulgada
- 2 cebolla roja grande, cortada en cuñas

Direcciones

1. Combine el yogur, la pimienta de cayena, el jengibre, la cáscara de naranja y los cubitos de solomillo en una bolsa de congelador grande.
2. Bolsa de masaje para mezclar y cubrir bien la carne.
3. Refrigere durante al menos 2 horas.
4. Precaliente una parrilla al aire libre para el calor medio, y aceite ligeramente la parrilla.
5. Retire la carne de la bolsa del congelador; Sacuda la mayor cantidad posible de adobo.
6. Hilo de cebolla, pimiento rojo, y los cubos de carne de vacuno marinado en brochetas; Cepillo con aceite de oliva.
7. Coloque la piña y las naranjas en el centro de un pedazo grande de hoja de aluminio resistente.

8. Punto con la mantequilla, espolvorear con azúcar moreno, y llovizna con el ron. Juntar los lados largos de la lámina y sellar bien; Doblar y sellar cada extremo.
9. Coloque los paquetes de fruta en la parrilla y cocine, cubiertos, durante 2 0 minutos.
10. Coloque los kabobs en la parrilla con la fr
11. uta. Cocine, girando ocasionalmente, hasta que la carne se haga a su gusto y la fruta es suave y esmaltada, unos 2 0 minutos.

Hamburguesas Italianas A La Parrilla

Ingredientes
- 2 cucharada de aceite de oliva ligero
- 2 cucharadita de sal
- 2 cucharadita de pimienta negra molida
- 2 cucharaditas de semilla de anís
- 1/2 taza de mantequilla derretida
- 6 baguettes divididos en dos en cruz y divididos
- 4 libras de carne picada magra
- 2 libra de salchicha italiana dulce a granel
- 2 cucharada de cebolla picada
- 2 cucharadita de ajo picado
- 2 cucharaditas de sazonador italiano

Direcciones
1. Mezcle la carne molida, la salchicha, la cebolla, el ajo, el condimento italiano, el aceite de oliva, la sal, la pimienta y la semilla de anís juntos en un recipiente

hasta que estén completamente combinados.
2. Enfriar en el refrigerador por lo menos 2 hora.
3. Mezcle de nuevo después de la refrigeración.
4. Divida la mezcla en 2 2 porciones y forma en hamburguesas oblongas con bordes redondeados, de aproximadamente 4 pulgadas de ancho y 2 2 pulgadas de largo.
5. Deben ser algo delgadas.
6. Precaliente una parrilla al aire libre para el calor medio, y aceite ligeramente la parrilla.
7. Además, precaliente un horno a 26 0 grados F.
8. Rocíe ligeramente la mantequilla sobre los lados cortados de las baguettes.
9. Cocine en la parrilla precalentada hasta que las hamburguesas estén cocidas, de 8 a 8 minutos por lado.

10. Un termómetro de lectura instantánea insertado en el centro debe leer 2 60 grados F.
11. Alrededor de 6 minutos antes de que termine la carne, ponga las mitades abiertas de baguette en la parrilla y dorar cada lado hasta tostar.
12. Coloque cada hamburguesa en la baguette, cierre la baguette, y después envuelva comfortablemente con el papel de aluminio.
13. Hornee los bocadillos envueltos en el horno precalentado durante 2 6 minutos antes de servir.

Xavier Steak

Ingredientes

- 2 cucharadas de salsa Worcestershire
- 6 lanzas de espárragos, extremos recortados
- 2 cucharadas de aceite de oliva
- 8 rebanadas de queso suizo
- 2 filetes de tira de Nueva York, por lo menos 2 pulgada de espesor
- sal y pimienta para probar

Direcciones

1. Sazone los filetes con sal y pimienta al gusto.
2. Colocar en un plato de vidrio, y llovizna con salsa Worcestershire.
3. Dé vuelta a los filetes, cubra, y refrigere por 2 6 minutos.
4. Dé vuelta a los filetes de nuevo, y marinar 2 6 minutos más.

5. Precaliente una parrilla al aire libre para el calor medio-alto, y aceite ligeramente la parrilla.
6. Coloque los filetes en la parrilla precalentada, cierre la tapa y cocine durante 8 minutos.
7. Mezcle las lanzas de espárragos con un poco de aceite de oliva y sazone con sal y pimienta al gusto.
8. Coloque los espárragos en la parrilla, añada los filetes y cierre la tapa.
9. Cocine hasta que los filetes empiecen a endurecerse y estén ligeramente rosados en el centro, y los espárragos estén tiernos, unos 8 minutos adicionales.
10. Dé vuelta a los espárragos a medio camino.
11. Cubra cada filete con 4 lanzas de espárragos y queso suizo.
12. Continúe cocinando hasta que el queso se haya derretido.

13. Retirar de la parrilla y dejar reposar 6 minutos antes de servir.

Filete De Costilla Con Sésamo De Maní

Ingredientes

- 4 filetes de ojo de costilla de ternera
- 2 /2 taza de maní picado
- 2 /2 taza de semillas de sésamo negro
- 1/2 taza de sal marina
- 1/2 taza de granos de pimienta negra triturada
- 2 cucharada de aceite vegetal, dividida
- 4 tallos de hierba de limón, picados en grano
- 1/2 taza de aceite vegetal
- 1/2 taza de salsa de pescado
- 1/2 taza de vinagre de vino de arroz
- 2 cucharadita de salsa de soja oscura
- 2 cucharadita de azúcar blanco

- 2 /2 cucharadita de aceite de sésamo asiático

Direcciones

1. Coloque la hierba de limón, 1/2 taza de aceite vegetal, salsa de pescado, vinagre de vino de arroz, salsa de soja oscura, azúcar y aceite de sésamo en el recipiente de trabajo de un procesador de alimentos, y procese hasta que la mezcla forme una pasta.
2. Cubra ambos lados de los filetes con la pasta de adobo, y refrigerar, cubierto, durante 2 a 4 horas.
3. Precaliente una parrilla al aire libre para el calor medio-alto, y aceite ligeramente la parrilla.
4. En un bol, combine cacahuetes, semillas de sésamo, sal marina y pimienta hasta que estén bien mezclados.
5. Retire los filetes de la marinada, y deseche el resto de la marinada.

6. Pat las carnes muy seco con toallas de papel para una buena carbonización.
7. Frote cada filete con aproximadamente 4 /4 cucharadita de aceite vegetal.
8. Espolvorear la mezcla de maní generosamente a ambos lados de cada bistec, y presione las especias en la carne.
9. Parrilla en la parrilla precalentada hasta que los filetes muestren las marcas de la parrilla, empiecen a ser firmes y son de color rojo-rojizo y jugosos en el centro, de 4 a 6 minutos por lado.
10. Un termómetro de lectura instantánea insertado en el centro debe leer 2 4 0 grados F.
11. Deje reposar los filetes al menos 6 minutos antes de cortar.

Filetes De Rosemary Con Manteca De Papaya

Ingredientes
- 4 de filetes de porterhouse
- 2 cucharadas de aceite de oliva
- 2 cucharadas de romero fresco picado
- 2 cucharadita de sal
- 2 /2 cucharadita de pimienta negra
- 2 cucharadita de sal de ajo
- 2 /2 papaya - peladas, sin semillas y cortadas en rodajas de 2 pulgada
- 2 cucharaditas de aceite de oliva
- 2 dientes de ajo picados, o al gusto
- 4 /4 taza de mantequilla a temperatura ambiente

Direcciones
1. Precaliente la parrilla al aire libre para el calor medio, y aceite ligeramente la rejilla.

2. Frote las rodajas de papaya uniformemente con 2 cucharaditas de aceite de oliva.
3. Cocine la papaya en la parrilla precalentada hasta que esté caliente y suavizada, unos 2 0 minutos.
4. Mezcle la papaya a la parrilla, el ajo y la mantequilla en una licuadora hasta que esté suave.
5. Verter en un recipiente pequeño y enfriar en el refrigerador de 2 a 2 horas.
6. Una vez más precalentar la parrilla al aire libre para el calor medio y aceite ligeramente la rejilla.
7. Frote los filetes de porterhouse a fondo con las 2 cucharadas de aceite de oliva. Revuelva el romero, la sal, la pimienta y la sal de ajo juntos en un recipiente; Frote uniformemente en ambos lados de los filetes.
8. Cocine los filetes hasta que empiecen a endurecerse, y estén calientes y

ligeramente rosados en el centro, unos 8 minutos por lado.
9. Un termómetro de lectura instantánea insertado en el centro debe leer 2 40 grados F.
10. Cubra con la mantequilla de papaya para servir.

Filete De Flanco Con Salsa De Aguacate

Ingredientes

- 4 cucharadas de jugo de lima
- 4 cucharadas de aceite de oliva
- sal y pimienta negra al gusto
- 2 cucharada de sal kosher
- 2 cucharadas de comino molido
- 2 cucharadita de copos de pimiento rojo machacado
- 2 cucharaditas de pimienta negra molida
- 2 cucharada de cilantro molido
- 2 cucharada de chile en polvo
- 2 cucharadita de canela molida
- 2 filete de flanco de 4 libra
- 4 aguacates - pelados, picados y cortados en cubitos
- 2 /2 cebolla picada
- 2 tomates romanos cortados en cubitos
- 2 diente de ajo, presionado
- 2 manojo de cilantro fresco, picado

- 2 cucharadita de comino molido
- 2 cucharaditas de copos de pimiento rojo machacados

Direcciones

1. Coloque los aguacates, la cebolla, el tomate, el ajo y el cilantro en un tazón.
2. Sazone con 2 cucharadita de comino, 2 cucharaditas de pimienta roja, jugo de lima y aceite de oliva.
3. Sazonar al gusto con sal y pimienta, y revolver suavemente hasta que estén uniformemente combinados; dejar de lado.
4. Precaliente una parrilla al aire libre para el calor medio-alto, y aceite ligeramente la parrilla.
5. Combine la sal kosher, 2 cucharadas de comino, 2 cucharadita de pimienta roja machacada, pimienta negra molida, cilantro, chile en polvo y canela en un recipiente; dejar de lado.
6. Seque el filete de flanco con toallas de papel y frote la mezcla de especias en

ambos lados. Cocine en la parrilla precalentada hasta que el filete de flanco empiece a endurecerse, y sea de color rojo-rojizo y jugoso en el centro, unos 4 minutos por lado.

7. Un termómetro de lectura instantánea insertado en el centro debe leer 2 4 0 grados F.
8. Retire el filete de la parrilla, cubra con papel de aluminio, y deje reposar 6 minutos antes de rebanar contra el grano.
9. Coloque en un plato, y la parte superior con salsa para servir.

Hamburguesas De Cerveza

Ingredientes

- 2 cucharada de salsa Worcestershire
- 2 cucharadita de sal
- 1/2 cucharadita de pimienta negra molida
- 1/2 taza de cerveza
- 2 libra de carne picada
- 2 cebolla pequeña, finamente picado
- 4 dientes de ajo picados

Direcciones

1. Precaliente una parrilla al aire libre para calor medio-alto y aceite ligeramente la parrilla.
2. Mezcle la carne picada, la cebolla, el ajo, la salsa Worcestershire, la sal y la pimienta en un recipiente.
3. Mezclar en la cerveza hasta que se absorba por la mezcla de la carne.
4. Forma en empanadas.

5. Cocinar en la parrilla precalentada hasta que las hamburguesas se cocinan a su grado deseado de cocción, unos 6 minutos por lado para bien hecho.
6. Un termómetro de lectura instantánea insertado en el centro debe leer 2 60 grados F.

Torta De Carne Mexicana

Ingredientes
- 2 aguacate grande, cortado en rodajas finas
- 2 tomate grande, cortado en rodajas
- 2 tazas de lechuga triturada
- queso cotija desmenuzado
- 2 libra de solomillo
- 2 cucharada de sal de ajo
- 2 cucharadita de pimienta negra molida
- 2 cucharadita de comino molido
- pimienta de cayena molida al gusto
- 4 rollos kaiser, divididos
- 1/2 taza de mayonesa
- 2 /2 taza de frijoles refritos

Direcciones
1. Precaliente una parrilla al aire libre para el calor medio-alto, y aceite ligeramente la rejilla. Sazone el bistec con sal de ajo,

pimienta negra, comino y pimienta de cayena.
2. Asar el filete en la parrilla precalentada hasta que esté medio-raro, unos 6 minutos por lado.
3. Retirar del fuego a una tabla de cortar y cubrir con papel de aluminio.
4. Coloque una sartén grande a fuego medio-alto.
5. Separe ambas mitades de cada rollo con mayonesa.
6. Brown los rollos, mayonesa-lado hacia abajo hasta dorado, unos 4 minutos.
7. Caliente el frijol refrito en un bol en el microondas, aproximadamente 2 minuto en la parte superior, y corte el filete de solomillo en tiras finas.
8. Separe una fina capa de frijoles en la mitad inferior de cada rollo, capa con bistec, aguacate, tomate y lechuga.
9. Cubra con el queso, si lo desea, y cierre el sándwich con la parte superior del rollo.

Devil's Meatloaf En La Parrilla

Ingredientes
- 2 /2 taza de pan rallado
- 2 taza de chiles verdes en cubitos
- 2 cebolla pequeña, picada
- 1/2 taza de salsa de barbacoa
- 1/2 taza de ketchup
- 2 paquete de sopa de sopa de cebolla
- 4 libras de carne picada
- Salchichas de chorizo de 1/2 libras, las tripas eliminadas y desmenuzado
- 2 huevo

Direcciones
1. Mezcle la carne picada, el chorizo, el huevo, las migas de pan, los chiles verdes, la cebolla, la salsa de barbacoa, el ketchup y la mezcla de sopa de cebolla en un tazón grande hasta que estén bien combinados.
2. Cubrir y refrigerar durante la noche.

3. Precaliente una parrilla al aire libre para el calor medio.
4. Embale firmemente la mezcla de la carne en una cacerola del pan de 10 x6 -inch, y cubra con la hoja de aluminio.
5. Coloque el molde de pan cubierto en la parrilla lejos del calor directo.
6. Cocine durante 4 0 minutos, luego retire con cuidado la hoja y drene la grasa.
7. Cubra la cacerola con la hoja, y vuelva a la parrilla.
8. Continuar cocinando hasta que el pastel de carne ya no esté rosado en el centro, unos 20 minutos más.
9. Un termómetro de lectura instantánea insertado en el centro debe leer 2 60 grados F.

Hamburguesas Favoritas De Roquefort Del Detroit-Estilo Del Papá

Ingredientes
- 4 rebanadas de cebolla, o al gusto
- 4 hojas de lechuga
- 4 rebanadas de tomate
- 2 libra de carne picada magra
- 2 /2 cucharadita de salsa Worcestershire
- 2 cucharadita de perejil seco
- sal y pimienta negra al gusto
- 2 taza de Roquefort u otro queso azul, desmenuzado
- 4 rollos kaiser, divididos y calentados

Direcciones
1. Precaliente una parrilla al aire libre para el calor medio, y aceite ligeramente la parrilla.

2. Mezcle la carne molida, la salsa Worcestershire, el perejil y la sal y la pimienta en un tazón, y divida la mezcla en 4 porciones.
3. Hacer cada porción en una bola, y formar un bolsillo en cada bola.
4. Rellene las bolas con alrededor de 1/2 taza de queso Roquefort desmenuzado, y suavemente palmaditas y aplanar cada pelota en una hamburguesa de tamaño bun.
5. Asar las hamburguesas en la parrilla precalentada hasta que ya no rosadas en el medio, el queso se derrita, y las hamburguesas muestran buenas marcas de la parrilla, de 8 a 8 minutos por lado.
6. Sirva las hamburguesas en rodajas de kaiser calientes, con cebolla cortada, lechuga, y tomate en el lado.

¡Hamburguesas De Wonnie!

Ingredientes

- 2 dientes de ajo grandes picados
- Mezcla de sopa de cebolla seca de 2 onza
- 4 cucharadas de salsa Worcestershire
- sal kosher y pimienta negra molida al gusto
- 2 libras de carne picada magra
- 2 /2 libra de salchicha de cerdo a granel
- 1/2 taza de queso parmesano rallado
- 2 huevos batidos
- 2 cebolla grande grande, cortada en cubitos

Direcciones

1. Precaliente una parrilla al aire libre para el calor medio-alto, y aceite ligeramente la rejilla.
2. Mezcle la carne molida, la salchicha de cerdo, el queso parmesano, los huevos,

la cebolla dulce, el ajo, la mezcla de sopa de cebolla, la salsa Worcestershire, la sal kosher y la pimienta negra juntos en un recipiente hasta que estén uniformemente incorporados.
3. Forma en 2 0 empanadas.
4. Cocine en la parrilla precalentada hasta que las hamburguesas estén cocinadas y ya no rosadas en el centro, unos 2 0 minutos por lado.
5. Un termómetro de lectura instantánea insertado en el centro debe leer 2 60 grados F .

Chipotle Cheeseburger

Ingredientes

- 2 libras de carne molida 2 cucharadita de aceite vegetal Goya
- 6 rebanadas de queso cheddar
- 6 bollos de hamburguesa
- 6 (1/2 de pulgada de grosor) rodajas de cebollas rojas
- 6 (2 /2 pulgada de grosor) rodajas de tomates
- 6 hojas de lechuga
- 1/2 taza de mayonesa de Goya
- 2 pimiento chipotle de una lata de Chiles Chipotle Goya en Salsa Adobo, finamente picado
- 1/2 taza de salsa de una lata de Chiles Chipotle Goya en Salsa Adobo
- 4 cucharadas de ajo picado Goya, dividido
- 2 cucharada de cilantro fresco finamente picado

- Adobo Goya Todo-Propósito, a gusto

Direcciones

1. En un tazón mediano, mezcle la mayonesa, 2 cucharada.
2. Salsa de chipotle, 2 cucharadita.
3. Ajo, cilantro y adobo; Cubra y refrigere hasta que esté listo para usar.
4. En un tazón grande, mezcle suavemente la carne de res, chipotle picado, 4 cucharadas.
5. Salsa de chipotle, ajo restante y adobo hasta combinados.
6. Divida la carne en 6 porciones; Forma en hamburguesas de 2 pulgada de espesor.
7. (Tenga cuidado de no sobre-manejar la carne o de lo contrario endurecerá).
8. Preparar la parrilla a fuego medio-alto, engrasar con aceite (o calentar aceite en sartén mediana a fuego medio-alto).

9. Cocine las hamburguesas, revolviéndolas una vez, hasta que estén carbonizadas y cocinadas hasta el grado de cocción deseado (aproximadamente 2 2 minutos en total para el medio raro). Agregue el queso a las empanadas cerca de 6 minutos antes de tomarlas de la parrilla.
10. Para ensamblar, divida las empanadas uniformemente entre los bollos inferiores; Rematar con la rebanada de la cebolla, la rebanada del tomate, la lechuga y la extensión superior del pan con la mayonesa reservada del chipotle.

Pan De Carne Vegetariana Con Verduras

Ingredientes
- 2 /2 de carne molida vegetariana de paquete 2   onzas) paquete de hamburguesa vegetariana se desmorona
- 2 cebolla picada
- 2 huevos batidos
- 2 cucharadas de salsa Worcestershire vegetariana
- 2 cucharadita de sal
- 1/2 cucharadita de pimienta
- 2 cucharadita de salvia
- 2 /2 cucharadita de ajo en polvo
- 2 cucharaditas de mostaza preparada
- 2 cucharada de aceite vegetal
- 4 2 /2 rodajas de pan, en cubos
- 1/2 taza de leche
- 2 de salsa de tomate

- 4 zanahorias, cortadas en trozos de 2 pulgada
- 4 patatas, en cubos
- 2 aerosol para cocinar

Direcciones

1. Precaliente el horno a 4 6 0 grados de F .
2. En un tazón grande combine la carne molida vegetariana, la carne picada vegetariana crumbles, la cebolla, los huevos, la salsa de Worcestershire, la sal, la pimienta, el salvia, el ajo en polvo, la mostaza, el aceite, los cubos de pan y la leche.
3. Transferir a un plato de 10 x 2 4 pulgadas para hornear y formar en un pan.
4. Vierta la salsa de tomate en la parte superior.
5. Coloque las zanahorias y las patatas alrededor de la hogaza y rocíe las verduras con aerosol para cocinar.

6. Hornee de 40 a 46 minutos; convertir las verduras.
7. Hornear otros 40 a 46 minutos.
8. Dejar reposar 26 minutos antes de cortar.

Tater Tots Cazuela

Ingredientes

- 2 /2 cucharadita de pimienta negra molida
- 2 de crema condensada de sopa de champiñones
- 2 /2 taza de leche
- 2 /2 taza de queso cheddar rallado
- 2 cucharadita de salsa Worcestershire
- 2 taza de queso cheddar rallado
- Spray para cocinar
- 2 paquete de pepitas de papa congeladas , divididas
- 2 libra de carne picada
- 2 taza de cebolla picada
- 2 cucharaditas de salsa Worcestershire
- 2 cucharaditas de salsa de bistec estilo Montreal 2 cucharadita de ajo en polvo

Direcciones

1. Precaliente el horno a 4 6 0 grados de F .
2. Prepare un plato de cazuela de 2 4 x10 pulgadas con aerosol para cocinar.
3. Separe 20 pepitas de patata en la cazuela.
4. Hornee en horno precalentado hasta que se caliente, aproximadamente 2 0 minutos.
5. Caliente una sartén grande a fuego medio-alto.
6. Cocine y revuelva la carne y la cebolla en la sartén caliente hasta que la carne esté completamente dorada, de 6 a 8 minutos; escurrir y desechar la grasa.
7. Sazonar la mezcla de carne con 2 cucharaditas de salsa Worcestershire, condimentos de carne, ajo en polvo y pimienta negra.

8. Revuelva la crema de sopa de hongos, leche, 2 /2 taza de queso cheddar y 2 cucharadita de salsa Worcestershire juntos en un tazón.
9. Rompe las pepitas de patata calentadas en la cazuela para cubrir completamente el fondo.
10. Extienda la mezcla de carne molida sobre las pepitas de patatas trituradas.
11. Vierta la mezcla de sopa uniformemente sobre la capa de carne.
12. Cubra con las patatas restantes y espolvoree 2 taza de queso cheddar uniformemente sobre las pepitas.
13. Hornear en horno precalentado hasta que la cazuela esté burbujeante y las patatas doradas, de 4 0 a 40 minutos.

Meme's Pasta Fagioli

Ingredientes

- 2 cóctel de jugo de tomate y vegetales de 4 2 onzas
- 2 de caldo de pollo
- 2 cucharada de perejil seco
- 2 cucharada de albahaca seca
- 2 cucharadita de orégano seco
- pimienta negra recién molida al gusto
- 4 tazas de pasta ditalini
- 2 de cannellini frijoles, escurridos y enjuagados
- 2 libra de carne picada magra
- 2 cucharada de aceite de oliva
- 2 zanahoria, cortada en cubitos
- 2 apio de apio, cortado en cubitos
- 2 cebolla delgada de la rebanada, cortada en cubitos
- 2 cucharadita de ajo picado

Direcciones

1. Caliente una sartén grande a fuego medio-alto.
2. Cocine y revuelva la carne en la sartén caliente hasta que esté dorada y desmenuzable, de 6 a 8 minutos; escurrir y desechar la grasa.
3. Caliente el aceite de oliva en una cacerola grande a fuego medio-alto; saltear la zanahoria, el apio y la cebolla hasta que se ablande, de 6 a 20 minutos.
4. Añadir el ajo y saltear hasta que esté fragante, de 2 a 2 minutos.
5. Revuelva el jugo de verduras cóctel, caldo de pollo, perejil, albahaca, orégano y pimienta negro en la mezcla de verduras; llevar a ebullición.
6. Reduzca el fuego y cocine a fuego lento durante 20 minutos.
7. Traiga una olla grande de agua ligeramente salada a ebullición.

8. Cocine la pasta ditalini en el agua hirviendo, revolviendo de vez en cuando hasta que esté bien cocida, pero firme hasta la mordedura, 8 minutos. Desagüe.
9. Revuelva los frijoles de cannellini y la carne picada en la sopa; cocinar y revolver hasta que la sopa se calienta a través de, unos 2 0 minutos.
10. Cuchara alrededor de 1/2 taza de pasta en cada recipiente de servir; sopa de cucharón sobre pasta.

Sopa De Taco

Ingredientes

- 2 latas de frijoles rojos, escurridos
- 6 tazas de chips de tortilla de maíz
- 2 taza de queso cheddar rallado
- 2 /2 taza de cebolla verde picada
- 2 libra de carne picada magra
- 2 cebolla pequeña, picada
- 2 paquete de salsa de taco
- 2 de salsa de tomate
- 2 de maíz de grano entero, escurrido

Direcciones

1. En una sartén a fuego medio, cocine la carne y la cebolla hasta que la carne esté dorada; desagüe.
2. Coloque la mezcla de la carne en la olla de cocción lenta con el sazón del taco, la salsa de tomate, el maíz, y los frijoles.
3. Cubrir y cocinar en Bajo 2 horas.

4. Para servir, poner un puñado de chips de maíz en cada tazón, y la parte superior con sopa, queso y cebollas verdes.

Kraut Bierocks

Ingredientes
- 2 libra de carne picada magra
- 2 libra de salchicha italiana molida
- 2 taza de cebolla picada
- 4 tazas de repollo rallado
- 4 cucharadas de mostaza preparada
- 2 cucharaditas de sal
- 2 cucharaditas de pimienta negra molida
- 2 /2 taza de queso americano triturado y procesado
- 2 /2 taza de queso cheddar rallado
- 4 empaqueta la levadura seca activa
- 2 /2 taza de azúcar blanco
- 2 tazas de agua tibia
- 4 tazas de harina para todo uso
- 2 /2 taza de leche en polvo
- 4 cucharaditas de polvo para hornear
- 2 /2 taza de acortamiento

Direcciones

1. Para hacer la masa dulce: En un tazón mediano combine la levadura, el azúcar y el agua y mezcle; dejar reposar 2 0 minutos.
2. Agregue la harina, la leche en polvo, el polvo de hornear y el acortamiento, y luego amase la mezcla durante 2 0 minutos, añadiendo la harina que sea menos necesaria.
3. Cubra el recipiente con un paño húmedo y deje que se levante en un lugar cálido durante 4 0 minutos, luego amase nuevamente.
4. Para hacer relleno: Mientras tanto, carne de res, salchicha y cebolla en una sartén grande a fuego medio alto.
5. Escurrir la grasa extra de sartén, luego revolver en col, mostaza, sal y pimienta y cocinar durante 6 minutos.
6. Agregue el queso y cocine, revolviendo, hasta que el queso se derrita.

7. Precaliente el horno a 4 6 0 grados de F .
8. Aplanar un trozo de masa.
9. Coloque una cucharada grande de relleno de carne en la masa y doble para formar un bollo redondo.
10. Coloque el lado plegado hacia abajo en un molde ligeramente engrasado de 10 x 2 4 pulgadas.
11. Repita con la masa restante y el relleno.
12. Hornee en horno precalentado durante 20 minutos, o hasta que esté dorado.

Rollo De Carne Siciliana

Ingredientes
- 2 /2 cucharadita de orégano seco, triturado
- 1/2 cucharadita de sal marina
- 1/2 cucharadita de pimienta negra molida
- 2 diente de ajo picado
- 2 libras de carne picada magra
- 2 paquete de jamón en rodajas finas
- 2 paquete de queso mozzarella en rodajas
- 2 huevos batidos
- 2 /2 taza de jugo de tomate
- 4 /4 taza de migas de pan blandas
- 2 cucharadas de perejil fresco cortado

Direcciones
1. En un tazón grande, combine los huevos y el jugo de tomate.

2. Agregue las migas de pan, el perejil, el orégano, la sal, la pimienta, el ajo y la carne picada.
3. Mezcle bien.
4. Precaliente el horno a 4 6 0 grados de F .
5. En un trozo de papel encerado o papel encerado, pat y forma la carne en un rectángulo de 2 0x8 pulgadas.
6. Coloque los trozos de jamón encima de la carne, dejando un pequeño margen alrededor de los bordes.
7. Rasgar las rebanadas de queso, reservando una rebanada entera, y espolvorear el jamón.
8. Comenzando desde el extremo corto, cuidadosamente enrollar la carne, usando la hoja o el papel encerado para levantar.
9. Selle los bordes y los extremos de la carne. Coloque el rollo, con la costura hacia abajo, en un plato para hornear de 10 x2 4 pulgadas.

10. Hornee en un horno precalentado durante unos 8 6 minutos.
11. Corte la rebanada reservada de queso en 4 triángulos.
12. Superponga los triángulos encima de la barra.
13. Hornear durante otros 2 minutos o hasta que el queso se derrita.

Pasta De Carne Y Parmesano

Ingredientes

- 2 tazas de pasta de farfalle sin cocer 2 tazas de calabacín en rodajas, (1/2 de pulgada de espesor)
- 4 /4 taza de queso parmesano rallado, dividido
- 4 libras de carne picada magra
- 2 de caldo de carne de res
- 2 de tomates cortados al estilo italiano

Direcciones

1. En una sartén grande a fuego medio / alto, dorar la carne picada hasta que ya no esté rosada, rompiéndose en trozos de 4 /4 de pulgada.
2. Retire la carne con una cuchara ranurada en un recipiente.
3. Vierta los goteos.

4. Regrese la sartén al fuego y agregue el caldo de carne, los tomates y la pasta.
5. Revuelva para cubrir toda la pasta.
6. Llevar a ebullición y reducir el calor a medio.
7. Cocine, sin tapar, durante 2 6 minutos revolviendo con frecuencia.
8. Agregue el calabacín y continúe cocinando por 6 minutos adicionales o hasta que la pasta esté tierna.
9. Vuelva la carne a la sartén y revuelva en 2 /2 taza del queso; calor a través Espolvoree el queso restante sobre cada porción.

Bistec De Salisbury Del Medio Oeste

Ingredientes

- 1/2 cucharadita de pimienta negra molida
- Salsa:
- 4 cucharadas de mantequilla
- 2 tazas de setas frescas, cortadas en rodajas
- 2 cebolla dulce, cortada en rodajas
- 4 cucharadas de harina para todo uso
- 2 /2 paquete de mezcla de sopa de cebolla seca
- 4 tazas de carne de res
- 2 taza de agua
- sal y pimienta negra molida al gusto
- Patties:
- 2 libra de solomillo molido
- 2 /2 taza de migas de pan panko
- 2 huevo batido
- 2 cucharadas de leche

- Mezcla de sopa de cebolla seca de 2 /2 2 cucharadita de salsa Worcestershire

Direcciones

1. Mezcle el solomillo molido, las migas de pan panko, el huevo, la leche y la mezcla de sopa de cebolla de 2 /2 paquete, la salsa Worcestershire y la pimienta negra juntas en un tazón grande; forma en 6 empanadas.
2. Caliente una sartén a fuego medio.
3. Cocine las empanadas en una sartén caliente hasta que se doren, de 5 a 7 minutos por lado.
4. Derretir la mantequilla en una sartén separada a fuego medio-alto.
5. Saltear los champiñones y la cebolla en mantequilla derretida hasta que estén tiernos, de 6 a 8 minutos.
6. Mezcle la harina y la mezcla de sopa de cebolla seca restante en la mezcla de hongos; cocine y revuelva hasta que la harina esté completamente

integrada, aproximadamente 2 minuto. Corrija el caldo de carne y el agua sobre la mezcla de hongos mientras se revuelve continuamente; llevar a fuego lento, reducir el calor a medio y cocinar, revolviendo con frecuencia, hasta que el líquido espese, aproximadamente 6 minutos.
7. Condimentar con sal y pimienta.
8. Mentira los filetes dorados en la salsa; cocine a fuego lento hasta que los filetes estén firmes y grises en el centro, unos 4 0 minutos.
9. Un termómetro de lectura instantánea insertado en el centro debe leer 2 60 grados F .

Tacos Bajos En Carbohidratos

Ingredientes
- 2 tazas de lechuga triturada
- 2 tomate, picado
- 2 /2 taza de queso cheddar reducido en grasa desmenuzado
- 1/2 taza de salsa
- 1/2 taza de crema agria bajo en grasa
- 2 aguacate - pelado, sin hueso y rebanado
- 4 libras de carne picada
- 2 cebolla picada
- 2 /2 taza de pimientos jalapeños cortados en cubitos
- 2 paquetede salsa de taco

Direcciones
1. Cocine y revuelva la carne picada, la cebolla y los pimientos jalapeños juntos en una sartén a fuego medio-

alto hasta que la carne esté dorada y desmenuzada, de 12 a 25minutos.
2. Agregue el sazón de tacos en la mezcla de carne; llevar a hervir a fuego lento y cocinar hasta que los sabores se combinen, unos 6 minutos.
3. Mezcle la mezcla de carne, lechuga triturada, tomate, queso cheddar, salsa y crema agria juntos en un tazón grande.
4. Dividir la mezcla de taco entre 4 cuencos y cubrir cada uno con rodajas de aguacate.

Lazy Lasagna

Ingredientes

- 2 salsa de espagueti para tarros
- 4 libras de ravioli de queso congelado, descongelado
- 4 tazas de queso mozzarella rallado
- 4 libras de carne picada
- 2 cebolla pequeña, picada

Direcciones

1. Precaliente el horno a 4 8 6 grados F.
2. En una sartén a fuego medio, machacar la carne de res con cebolla; desagüe la grasa.
3. Vierta la salsa de espagueti y cocine a fuego lento 6 minutos.
4. En un plato para hornear de 10 x2 4 pulgadas, disemine suficiente salsa y carne para cubrir el fondo y coloque una capa de ravioli de extremo a extremo.

5. Extienda una capa de salsa y queso como lo haría con lasaña regular.
6. Mantenga las capas y termine con la salsa en la parte superior.
7. Hornear sin cubrir en un horno precalentado durante 2 hora.
8. Deje reposar durante 6 minutos antes de servir.

No Yolks Cazuela De Fideos De Carne

Ingredientes
- 2 /2 cucharadita de orégano
- 2 /2 cucharadita de sal
- 2 de salsa de tomate
- 1/2 taza de agua
- 2 taza de queso cheddar rallado
- 6 onzas NO YOLKS Extra Broad Noodles
- 2 libra de carne picada
- 2 cebolla pequeña, picada
- 2 diente de ajo picado

Direcciones
1. Prepare fideos según las instrucciones del paquete.
2. Precaliente el horno a 4 8 6 grados F.
3. Calentar una sartén grande a fuego medio y la carne de res casta con cebolla, ajo, orégano y sal.

4. Agregue la salsa de tomate, el agua y los fideos cocidos.
5. Vierta en el plato de cazuela y la parte superior con queso Cheddar rallado.
6. Hornee 20 minutos o hasta que la cazuela esté burbujeando.

Carne De Res Molida Y Repollo Picado

Ingredientes
- 2 /2 cucharadita de condimento italiano
- sal y pimienta para probar
- 2 repollo pequeño, picado
- 2 latas de tomate en cubitos
- 2 de salsa de tomate
- 2 cucharada de aceite de oliva
- 2 cebolla grande, picada
- 4 libras de carne picada
- 2 cucharadita de ajo en polvo
- 2 /2 cucharadita de copos de pimiento rojo

Direcciones
1. Caliente el aceite de oliva en una olla pesada grande o un horno holandés de 6 cuartos a fuego medio. Cocine y revuelva la cebolla en aceite caliente

hasta que esté translúcida, unos 6 minutos.
2. Romper la carne picada en trozos pequeños y añadir a la olla; cocinar y revolver, continuando a romper la carne en trozos más pequeños, hasta que la carne esté completamente dorada, de 6 a 8 minutos.
3. Sazone la mezcla de carne con ajo en polvo, copos de pimienta roja, condimento italiano y un poco de sal.
4. Revuelva el repollo, los tomates cortados en cuadritos, y la salsa de tomate con la mezcla de la carne de vaca; llevar a ebullición, reducir el fuego a fuego bajo y cocinar la mezcla a fuego lento hasta que la col esté tierna, unos 26 minutos.
5. Condimentar con sal y pimienta.

Jammin 'Tarheel Chili

Ingredientes
- 4 tazas de cerveza oscura
- 2 de latas de frijoles chili, escurridos
- 2 de frijoles rojos, escurridos
- 2 cucharada de comino molido
- 1/2 taza de chile en polvo
- 2 cucharaditas de cilantro molido
- 2 cucharaditas de pimienta de Cayena
- 2 salsa inglesa de Worcestershire
- 2 2 /2 libras de carne picada
- 4 cucharadas de aceite de oliva
- 4 tallos de apio, cortados en cubitos
- 2 cebollas grandes, cortadas en cubitos
- 2 dientes de ajo picados
- 2 de salsa de tomate
- 2 de tomates triturados
- 2 de champiñones, drenados

Direcciones

1. En una sartén grande a fuego medio, cocine la carne hasta que esté dorada. Desagüe.
2. En una olla grande a fuego medio, cocine el apio, las cebollas y el ajo en aceite de oliva hasta que la cebolla sea translúcida.
3. Revuelva en la carne de vaca, la salsa de tomate, los tomates, las setas, la cerveza, las habas del chile, los frijoles, el comino, el polvo del chile, el cilantro, el cayena y el Worcestershire.
4. Cocine a fuego lento durante 4 horas, hasta que los sabores estén bien mezclados.

Lasas De Carne Básica De Alysia

Ingredientes
- 2 cebolla pequeña, cortada en cubitos
- 2 paquete de queso mozzarella, desmenuzado
- 8 onzas de queso provolone, rallado
- 2 de queso ricotta contenedor
- 2 huevos
- 1/2 taza de leche
- 2 /2 cucharadita de orégano seco
- 10 fideos de lasaña
- 1/2 taza de queso parmesano rallado
- 4 libras de carne picada
- 2 cucharadita de ajo en polvo
- 2 salsa de salchicha con sabor a salchicha
- 2 de salsa de tomate
- 2 cucharadita de orégano seco
- 2 cucharada de aceite de oliva

- 4 dientes de ajo picados

Direcciones

1. Precaliente el horno a 4 8 6 grados F.
2. En una sartén a fuego medio, carne molida con ajo en polvo y orégano.
3. Brown la carne y el desagüe.
4. En una sartén grande agregue la salsa de espagueti, la salsa de tomate, y el orégano; dejar de lado.
5. En una sartén caliente el aceite de oliva.
6. Saltee el ajo y las cebollas durante unos 6 minutos.
7. Mezcle las cebollas y el ajo salteados con la carne en la salsa y cocine durante 2 6 a 20 minutos.
8. Combine los quesos de mozzarella y provolone en un tazón mediano.
9. En un tazón mediano mezcle ricotta, huevos, leche y orégano.
10. Coloque una cacerola de 10 x 2 4 pulgadas con salsa suficiente para cubrir la parte inferior de la cacerola.

11. Coloque tres fideos de lasaña en la sartén.
12. Cubra con la salsa, luego con la mezcla de ricotta y luego espolvorear con mezcla de mozzarella / provolone; repetir estratificación.
13. Termine con una capa de fideos y salsa restante.
14. Espolvorear con queso parmesano.
15. Hornear cubierto en un horno precalentado a 4 8 6 grados durante 4 0 minutos.
16. Descubrir y hornear durante 2 6 minutos.

El Pan De Carne Saludable De Momma

Ingredientes
- 2 taza de migas de pan integral
- 2 huevos grandes
- 4 /4 taza de zanahoria rallada
- 4 /4 taza de calabacín rallado
- sal y pimienta negra molida al gusto
- 1/2 taza de ketchup, o al Spray para cocinar
- 2 cucharada de aceite de oliva
- 2 pimiento verde, cortado en cubitos
- 2 /2 taza de cebolla dulce cortada en cubitos
- 2 /2 cucharadita de ajo picado
- 2 libra de carne molida extra-magra gusto

Direcciones
1. Precaliente el horno a 400 grados de F.

2. Rocíe una cacerola de pan de 10 x6 pulgadas con spray para cocinar.
3. Caliente el aceite de oliva en una sartén a fuego medio; cocine y revuelva el pimiento verde y la cebolla en el aceite caliente hasta que la cebolla sea transparente y el pimiento se ablanda, de 6 a 2 0 minutos.
4. Agregue el ajo y cocine hasta que esté fragante, de 2 a 2 minutos.
5. Mezcle la carne picada, las migas de pan, los huevos, la zanahoria, el calabacín, la sal, la pimienta y la mezcla de pimiento en un tazón grande; mezclar bien con las manos.
6. Presione la mezcla de la carne en la cacerola preparada del pan.
7. Hornee en el horno precalentado hasta que ya no esté rosado en el centro, de 4 6 a 40 minutos.

8. Un termómetro de lectura instantánea insertado en el centro debe leer al menos 2 60 grados F .
9. Extienda el ketchup en la parte superior del pastel de carne y continúe cocinando hasta burbujear, aproximadamente 6 minutos más.

Spaghetti Rápido

Ingredientes
- 4 cucharaditas de sal
- 2 cucharadita de perejil seco
- 2 /2 pizca de albahaca seca
- 2 /2 cucharadita de pimienta negra
- 4 onzas de spaghetti sin cocer
- 2 /2 libra de carne picada
- 2 cebolla pequeña, picada
- 2 latas de salsa de tomate4 tazas de agua

Direcciones
1. En una sartén grande a fuego medio, dorar la carne molida con la cebolla hasta que todo el rosa se ha ido; desagüe.
2. Agregue la salsa de tomate, agua, sal, perejil, albahaca y pimienta; mezclar bien.
3. Caliente hasta que la salsa hierva.

4. Romper los espaguetis por la mitad y dejar caer en salsa un poco a la vez.
5. Cubra y gire a baja.
6. Cocine hasta que el espagueti esté blando, aproximadamente de 20 a 26 minutos. Remueva de vez en cuando para guardar de pegarse a la cacerola y de los fideos que pegan juntos.
7. Agregue el agua, 2 /2 a 2 taza, si comienza a secarse y los tallarines no se cocinan.

Hamburguesa Rápida Y Fácil Stroganoff

Ingredientes
- 2 cebolla picada
- 2 cucharada de harina para todo uso
- 2 de champiñones en rodajas, escurridos2 cucharada de sal de ajo
- 2 de crema de sopa de champiñones
- 2 de crema de sopa de pollo
- 2 taza de crema agria
- 2 paquete de fideos de huevo
- 2 cucharadas de mantequilla
- 2 libra de carne picada

Direcciones
1. Traiga una olla grande de agua ligeramente salada a ebullición.
2. Cocine fideos de huevo en el agua hirviendo, revolviendo de vez en cuando hasta que estén cocidos, pero firmes hasta la mordida, unos 6 minutos; desagüe.

3. Derretir la mantequilla en una sartén grande a fuego medio-alto.
4. Saltear la cebolla en mantequilla caliente hasta translúcido, unos 6 minutos.
5. Agregue la carne picada a la sartén en trozos pequeños; cocinar y revolver para romper la carne en trozos más pequeños ya que cocina hasta que ya no rosa, de 6 a 8 minutos.
6. Espolvorear la harina sobre la mezcla de carne, revolver y cocinar durante 2 minuto.
7. Mezcle los champiñones y la sal de ajo en la mezcla de la carne.
8. Vierta la sopa de champiñones y la sopa de pollo sobre la carne de res, revuelva y cocine hasta que esté caliente, unos 6 minutos; agregue la crema agria, revuelva hasta que esté liso, y cocine hasta que esté otra vez caliente, 2 a 4 minutos más.

9. Vierta la mezcla de la carne de vaca sobre los tallarines cocinados del huevo.

Magdalenas De Lasaña

Ingredientes

- 2 4 /4 taza de queso parmesano rallado
- 2 4 /4 taza de queso mozzarella rallado
- 4 /4 taza de queso ricotta
- 2 taza de salsa de pasta
- 1/2 taza de albahaca fresca picada, o al gusto Spray para cocinar
- 1/2 libra de carne picada
- sal y pimienta negra molida al gusto
- 24 envolturas wonton

Direcciones

1. Precaliente el horno a 4 8 6 grados F.
2. Prepare las tazas del mollete con el aerosol que cocina.
3. Caliente una sartén grande a fuego medio-alto.
4. Cocine y revuelva la carne en la sartén caliente hasta que esté dorada

y desmenuzable, de 6 a 8 minutos; Condimentar con sal y pimienta.
5. Escurrir y desechar la grasa de la carne.
6. Cortar wonton envolturas en 2 2 /4- pulgadas círculos con un cortador de galletas.
7. Presione un wonton en el fondo de cada taza del mollete.
8. Espolvoree incluso cantidades de queso parmesano, queso mozzarella y queso ricotta en cada taza de muffins; tapa cada porción con cantidades iguales de carne picada y salsa de pasta.
9. Divida 2 /2 taza de queso parmesano, 2 /2 taza de queso mozzarella, mitad de queso ricotta, 2 /2 de la mezcla de carne molida y 2 /2 taza de salsa de pasta, entre las tazas de muffins y la capa, respectivamente, encima del wonton envoltura; repetir capas con las envolturas de wonton restantes, 2

/2 taza de queso parmesano, 2 /2 taza de queso mozzarella, restante queso ricotta, carne molida restante y salsa de pasta restante.

10. Cubra las "magdalenas" con queso parmesano restante y queso mozzarella.
11. Hornee en horno precalentado hasta que los bordes de los "cupcakes" estén dorados, de 2 8 a 20 minutos; dejar cocer en latas durante 6 minutos antes de correr un cuchillo alrededor de los bordes de los pastelitos para aflojar los bordes para eliminar.
12. Adorne con albahaca fresca para servir.

Salsa De Wiener Caliente Del Sistema De Nueva York

Ingredientes
- 2 /2 cucharadita de sal de ajo
- 2 /2 cucharadita de sal de apio
- 1/2 cucharadita de raíz de jengibre fresco picada
- 2 cucharadita de comino molido
- 2 /2 cucharadita de salsa Worcestershire
- 2 cucharadita de salsa de soja
- 2 0 onzas de ketchup
- 4 libras de carne picada
- 2 cucharaditas de chile en polvo
- 2 cucharaditas de mostaza seca
- 2 /2 cucharadita de pimienta de tierra molida
- 2 /2 cucharadita de nuez moscada molida

- 2 /2 cucharadita de sal de cebolla

Direcciones

1. Coloque la carne picada en una sartén grande y profunda.
2. Cocine a temperatura media-alta hasta que esté uniformemente dorado; desagüe.
3. Mezcle el chile en polvo, mostaza seca, pimienta de Jamaica, nuez moscada, sal de cebolla, sal de ajo, sal de apio, raíz de jengibre, comino, salsa Worcestershire, salsa de soja y ketchup en la sartén. Cocine a fuego lento por lo menos 2 hora, hasta que se haya alcanzado una consistencia deseable.
4. Servir caliente.

Mezcla De Lasaña Mexicana

Ingredientes
- 2 de latas de pimientos chiles verdes picados
- 2 de aceitunas negras en rodajas, escurridas
- 2 paquetes de queso crema, cortado en rodajas
- 2 tazas de queso cheddar rallado
- 2 libra de carne picada
- 2 taza de cebolla picada
- 2 salsa del tarro
- 2 de latas de frijoles refritos

Direcciones
1. Precaliente el horno a 400 grados de F.
2. Coloque la carne picada y las cebollas en una sartén grande y profunda.

3. Cocine a fuego medio alto hasta que las cebollas estén suaves y la carne molida sea uniformemente marrón.
4. Retírelo del calor.
5. Escurrir la carne y mezclar en salsa, frijoles refritos, chiles verdes y aceitunas negras.
6. Transfiera la mezcla a un plato para hornear de 10 x2 4 pulgadas.
7. Capa con rodajas de queso crema. Cubra con queso cheddar.
8. Hornee en el horno precalentado de 2 0 a 2 6 minutos, o hasta que el queso se derrita.

Macarrones Chili Macarrones Con Queso

Ingredientes
- 2 de tomates cortados en cubitos con pimientos verdes chile
- 2 de frijoles de chile suave, sin escurrir
- 2 cucharadita de chile en polvo
- 2 cucharadita de comino
- sal y pimienta negra molida al gusto
- 4 tazas de macarrones de codo sin cocer
- 4 /4 taza de queso cheddar rallado
- 1/2 taza de perejil fresco picado
- 2 cucharada de aceite de oliva virgen extra
- 2 cebolla mediana mediana, cortada en cuadritos
- 4 dientes de ajo picados
- 2 libra de carne picada magra

- 2 tazas de caldo de pollo bajo en sodio
- 2 tazas de salsa de pasta tradicional Ragu Old World Style

Direcciones

1. Calentar el aceite de oliva en un horno holandés grande o una olla a fuego medio-alto.
2. Añada la cebolla, el ajo y la carne.
3. Agitar con frecuencia, cocinar hasta que la carne esté dorada y desmenuzable, aproximadamente 4 minutos.
4. Drene el exceso de grasa.
5. Agregue el caldo de pollo, la salsa Ragu (R), los tomates picados con chiles verdes, frijoles, chile en polvo y comino.
6. Sazone con sal y pimienta, a gusto.
7. Poner a hervir y revolver en pasta; cubrir, reducir el fuego a fuego lento y cocinar hasta que la pasta esté al dente, unos 2 4 minutos.

8. Retire del fuego.
9. Agregue el queso y el perejil. Servir inmediatamente, acompañado de queso y perejil adicionales, si se desea.

Ensalada De Taco Con Vinagre De Lima

Ingredientes
- 2 /2 taza de zanahorias picadas, o al gusto
- 2 /2 taza de pimiento verde picado, o al gusto
- 2 /2 taza de apio picado, o al gusto
- 1/2 taza de queso cheddar rallado, o al gusto
- 1/2 taza de jugo de limón
- 4 cucharadas de miel
- 2 cucharadas de vinagre de champán
- 2 cucharadas de cilantro fresco picado o al gusto 2 cucharadas de mostaza de Dijon
- 4 dientes de ajo picados
- sal y pimienta negra molida al gusto
- 2 libra de carne picada magra
- 4 /4 taza de agua
- 2 paquete taco condimento mezcla

- 2 lechuga romaine cabeza, picada
- 2 de frijoles rojos, enjuagados y escurridos
- 2 tomate de uva de la cesta, picado
- 2 aguacate, picado y rebanado

Direcciones

1. Caliente una sartén grande a fuego medio-alto.
2. Cocine y revuelva la carne en la sartén caliente hasta que esté dorada y desmenuzable, de 6 a 8 minutos; escurrir y desechar la grasa.
3. Agregue el agua y la mezcla del condimento del taco; cocinar y revolver hasta que el agua se evapora y la carne de vacuno se recubre uniformemente en la mezcla de condimento, unos 6 minutos.
4. Mezcle la lechuga romana, los frijoles, los tomates, el aguacate, las zanahorias, el pimiento verde, el apio y el queso cheddar en un tazón grande; cubrir con carne picada.

5. Batir el jugo de lima, la miel, el vinagre, el cilantro, la mostaza, el ajo, la sal y la pimienta juntos en un recipiente hasta que el aliño esté bien mezclado; servido junto a la ensalada.

Pastel De Pastor

Ingredientes
- 2 cucharada de aceite vegetal
- 2 cebolla picada
- 2 libra de carne picada magra
- 2 cucharadas de harina para todo uso
- 2 cucharada de ketchup
- 4 /4 taza de caldo de carne de res
- 1/2 taza de queso cheddar rallado
- 4 patatas grandes, peladas y en cubos
- 2 cucharada de mantequilla
- 2 cucharada de cebolla finamente picada
- 1/2 taza de queso cheddar rallado
- sal y pimienta para probar
- 6 zanahorias picadas

Direcciones
1. Traiga una olla grande de agua salada a ebullición.

2. Agregue las papas y cocine hasta que estén tiernas pero todavía firmes, unos 2 6 minutos.
3. Escurrir y puré.
4. Mezcle la mantequilla, la cebolla finamente picada y 1/2 taza de queso rallado.
5. Sazone con sal y pimienta al gusto; dejar de lado.
6. Traiga una olla grande de agua salada a ebullición.
7. Agregue las zanahorias y cocine hasta que estén tiernas pero todavía firmes, unos 2 6 minutos.
8. Escurrir, puré y reservar. Precaliente el horno a 2 10 0 grados C Caliente el aceite en una sartén grande.
9. Añada la cebolla y cocine hasta que esté despejada.
10. Agregue la carne molida y cocine hasta que esté bien dorada. Vierta el exceso de grasa, luego mezcle la harina y cocine 2 minuto.

11. Añadir ketchup y caldo de carne. Llevar a ebullición, reducir el fuego y dejar cocer a fuego lento durante 6 minutos.
12. Separe la carne molida en una capa uniforme en el fondo de un plato de cazuela de 2 cuartos de galón.
13. A continuación, esparza una capa de zanahorias en puré.
14. Cubra con la mezcla de puré de patata y espolvoree con queso rebanado restante.
15. Hornear en el horno precalentado durante 20 minutos, o hasta que esté dorado.

Cazuela De Frijol Calico

Ingredientes
- 2 cucharada de mostaza seca
- 4 /4 taza de azúcar morena
- 2 libra de carne picada magra
- 4 onzas de tocino, picadas
- 2 /2 taza de cebolla picada
- sal al gusto
- pimienta negra molida al gusto
- 2 de frijoles, sin escurrir
- 2 de frijoles al horno con cerdo
- 2 puede mantequilla de frijoles, sin escurrir
- 2 /2 taza de ketchup
- 2 cucharaditas de vinagre blanco

Direcciones
1. Precaliente el horno a 4 6 0 grados de F .
2. En una sartén grande a fuego medio, freír la carne molida, el tocino y la

cebolla juntos hasta que la carne molida ya no sea rosada.
3. Drene la grasa.
4. En un tazón grande, combine los frijoles, frijoles al horno con cerdo y frijoles.
5. Agregue el ketchup, el vinagre blanco, la mostaza seca, el azúcar moreno y cocine la mezcla de la carne.
6. Mezclar bien, añadir sal y pimienta al gusto.
7. Vierta la mezcla de frijoles y carnes en un plato para hornear de 10 x2 4 pulgadas.
8. Hornear en horno precalentado durante 4 0 a 40 minutos.

Sloppy Joes I

Ingredientes
- 2 cucharada de mostaza amarilla
- 5 taza de agua
- sal al gusto
- pimienta negra molida al gusto
- 2 libra de carne picada magra
- 2 sopa de gumbo de pollo condensado 2 cucharadas de ketchup

Direcciones
1. En una sartén grande a fuego medio, cocer la carne.
2. Escurrir la grasa de la cacerola.
3. Agregue la sopa, el ketchup, la mostaza amarilla, el agua, la sal y la pimienta.
4. Gire el fuego a medio-bajo; cocine a fuego lento sin cubrir durante aproximadamente 2 hora hasta que el líquido se absorba y la mezcla se espese.

Emily's Famous Chili

Ingredientes
- 2 de pasta de tomate
- 4 latas de frijoles con líquido
- 2 de tomates guisados al estilo italiano
- 2 puede chipotle pimientos en salsa adobo
- 2 litro de agua, dividido
- 1/2 de taza de harina para todo uso
- 2 cucharada de vinagre de arroz
- 2 libras de carne picada magra
- 2 cebolla picada
- 2 pimientos rojos, sin semillas y cortados en cubitos
- 2 jalapeños, sin semillas y cortados en cubitos
- 4 dientes de ajo picados
- 2 /2 taza de chile en polvo
- 1/2 taza de comino molido
- 2 cucharadita de sal

- 2 cucharadita de pimienta negra molida

Direcciones

1. En una olla grande a fuego medio-alto, cocine la carne hasta que esté dorada.
2. Escurrir y volver a la olla.
3. Agregue las cebollas, los pimientos y los jalapeños y cocine hasta que estén tiernos.
4. Agregue el ajo y cocine 2 minuto más.
5. Sazonar con chile en polvo, comino, sal y pimienta.
6. Agregue la pasta de tomate y frijoles con su líquido.
7. En un procesador de alimentos o licuadora, puré los tomates con los pimientos chipotle hasta que estén suaves.
8. Revuelva en la olla con 4 tazas de agua.

9. Combinar el restante 2 taza de agua con la harina en una jarra y batir para combinar.
10. Vierta en el chile y revuelva en el vinagre.
11. Cocine a fuego lento unos 46 minutos antes de servir.

Carnes Alemanas

Ingredientes

- 4 cucharaditas de pimienta de limón
- 2 repollo pequeño, picado
- 2 cucharadas de salsa Worcestershire
- 2 cucharaditas de semillas de alcaravea
- 2 /2 taza de mantequilla derretida
- 2 panes de masa de pan congelada, descongelada
- 2 libra de carne picada
- 2 cebolla picada
- 2 diente de ajo, machacado
- 4 cucharaditas de sal

Direcciones

1. Saltea la carne de res, la cebolla y el ajo, sal y pimienta de limón en una sartén grande a fuego medio alto, hasta que la carne esté dorada.

2. Agregar la col, la salsa Worcestershire y las semillas de alcaravea.
3. Cocine hasta que la col esté floja; escurrir el líquido de la mezcla.
4. Precaliente el horno a 4 6 0 grados de F .
5. En una tabla ligeramente enharinada, enrolle cada barra de masa en un círculo de 2 2 pulgadas.
6. Corte cada círculo en 6 cuñas.
7. Cuchara la col / la carne de vaca que llena sobre el centro de cada pedazo de la masa, dividiendo igualmente.
8. Tire tres puntos de cada cuña hasta el centro y pellizque para sellar.
9. Coloque bierocks en una galleta ligeramente engrasada.
10. Si se desea, la masa del cepillo con mantequilla derretida o lavado de huevo

11. Hornear en horno precalentado durante 4 0 minutos, o hasta que esté dorado.
12. Servir caliente, o envolver y congelar para calentar más tarde.

Col Rolls

Ingredientes

- 2 taza de agua
- sal al gusto
- pimienta negra molida al gusto
- 2 repollo grande
- 2 chorizo de tarro
- 2 libra de carne picada magra
- 2 libra de salchicha molida
- 2 cebolla picada finamente
- 4 /4 taza de arroz blanco sin cocer

Direcciones

1. En un tazón grande, combine la carne picada, la salchicha, la cebolla picada, el arroz, el agua y la sal y la pimienta.
2. Traer una olla grande de agua a ebullición.
3. Separar 2 5 a 3 0 hojas grandes de col de la cabeza, y colocar en agua hirviendo.

4. Hervir hasta que esté suave, aproximadamente 2 a 4 minutos.
5. Retirar del agua, y dejar a un lado.
6. En el centro de cada hoja, coloque una pequeña cantidad de la mezcla de la carne.
7. Doblar en los lados, y enrollar desde la parte inferior.
8. Asegure con un palillo de dientes.
9. Coloque una capa de chucrut en el fondo de una olla grande.
10. Coloque los rollos de col en una sola capa sobre el chucrut.
11. Cubrir con el resto de chucrut.
12. Vierta el agua suficiente para cubrir los rollos.
13. Lleve a ebullición, baje el fuego y cocine a fuego lento durante 10 0 minutos.

Pastel De Queso

Ingredientes
- 4 tazas de migas de pan seco
- pimienta negra molida al gusto
- 4 /4 taza de agua
- 2 tazas de queso mozzarella rallado, dividido
- 2 libra de carne picada
- 2 libra de carne de cerdo molida
- Mezcla de sopa de cebolla seca de 2 onza
- 2 huevos batidos

Direcciones
1. Precaliente el horno a 4 6 0 grados de F .
2. En un tazón grande, combine la carne, la carne de cerdo, la mezcla de sopa, los huevos, las migas de pan, la pimienta y el agua.
3. Agregue 2 /2 taza del queso.

4. Mezclar bien y extender la mitad de la mezcla en un molde de pan de 10 x6 pulgadas.
5. Extienda el resto de 4 tazas de queso sobre la mezcla de pan de carne.
6. Remate con la mitad restante de la mezcla del pan de carne.
7. Hornee en horno precalentado durante 60 minutos.
8. Deje enfriar de 2 0 a 2 6 minutos antes de servir.

Samosas De La Carne De Vaca

Ingredientes
- 2 cucharadita de cilantro molido
- 2 cucharadita de cúrcuma molida
- 2 cucharadita de chile en polvo
- 2 /2 cucharadita de canela molida
- 2 /2 cucharadita de cardamomo molido
- 2 cucharadas de cilantro fresco picado
- 2 cucharadas de chile verde picado
- 2 litro de aceite para freír
- 2 paquete de masa phyllo
- 2 papas grandes, peladas
- 2 taza de guisantes congelados, descongelados
- 2 cucharadas de aceite vegetal
- 2 /2 cucharadita de semillas de comino
- 2 hoja de laurel, triturada

- 2 cebollas grandes, finamente picadas
- 2 libra de carne picada
- 4 dientes de ajo, triturados
- 2 cucharada de raíz de jengibre fresco picado
- 2 /2 cucharadita de pimienta negra molida
- 4 cucharaditas de sal
- 2 cucharadita de comino molido

Direcciones

1. Traiga una cacerola mediana de agua ligeramente salada a ebullición.
2. Agregue las patatas y los guisantes.
3. Cocine hasta que las patatas estén tiernas pero todavía firmes, unos 2 6 minutos.
4. Escurrir, triturar y dejar de lado.
5. En una cacerola grande a fuego medio alto, calentar el aceite.
6. Semillas de comino marrón y laurel.
7. Mezcle las cebollas y la carne picada.

8. Cocine hasta que la carne esté uniformemente dorada y las cebollas estén suaves, unos 6 minutos.
9. Mezclar en ajo, raíz de jengibre fresco.
10. Sazonar con pimienta negra, sal, comino, cilantro, cúrcuma, chile en polvo, canela y cardamomo.
11. Agregue la mezcla de puré de patata.
12. Retirar del fuego y enfriar en el refrigerador durante 2 hora, o hasta que se enfríe.
13. Caliente el aceite en una cacerola grande y pesada a fuego alto.
14. Mezcle el cilantro y los chiles verdes en la mezcla de papa y carne. Coloque aproximadamente 2 cucharada de la mezcla en cada hoja de filo.
15. Doble las hojas en triángulos, presionando los bordes junto con los dedos humedecidos.

16. En pequeños lotes, freír hasta que estén dorados, unos 4 minutos.
17. Escurrir en toallas de papel y servir caliente.

Arroje La Cazuela Mexicana

Ingredientes
- 2 taza de salsa suave y gruesa
- 1/2 taza de aceitunas negras en rodajas
- 4 2/2 tazas de fideos de huevo cocidos
- 2 de frijoles rojos, escurridos y enjuagados
- 1/2 taza de salsa de taco
- 2 paquete taco mezcla de condimentos
- 2/2 taza de salsa de tomate
- 2 libra de carne picada
- 2 de maíz dulce, escurrido

Direcciones
1. Precaliente el horno a 4 26 grados F.
2. En una sartén a fuego medio, cocine la carne picada hasta que esté uniformemente dorada; desagüe.

3. En un plato para hornear de 10 x2 4 pulgadas, combine la carne, el maíz, la salsa, las aceitunas, los tallarines cocinados, los frijoles, la salsa de taco, la salsa de sazonar y la salsa de tomate.
4. Hornee en el horno precalentado durante 2 /2 hora, o hasta que esté bien cocido.

Tres Cazuela De Potluck De Frijoles

Ingredientes
- 2 cucharadita de mostaza seca
- 2 de frijoles cocidos al horno
- 2 pueden frijoles
- 2 puede mantequilla de frijoles
- 2 /2 libra de tocino
- 2 libra de carne picada
- 2 cebolla picada
- 2 /2 taza de ketchup
- 4 /4 taza de azúcar morena
- 2 cucharada de vinagre

Direcciones
1. Coloque el tocino en una sartén grande y profunda.
2. Cocine a temperatura media-alta hasta que esté uniformemente dorado.
3. Escurrir, romper en trozos medianos y dejar a un lado.

4. En la misma sartén, carne de res y cebolla.
5. Drene la grasa.
6. Precaliente el horno a 4 6 0 grados de F .
7. Coloque la mezcla de tocino / carne en un tazón grande y agregue el ketchup, el azúcar, el vinagre, la mostaza, los frijoles al horno, los frijoles.
8. Mezclar bien.
9. Mezcle la mezcla de la cazuela en un molde para hornear de 10 x2 4 pulgadas y hornee en el horno precalentado durante 2 hora, sin cubrir.

Huevo Foo Yung
Ingredientes

- SALSA DE FOO YUNG
- 2 cubitos de caldo de pollo
- 4 tazas de agua caliente
- 4 cucharaditas de azúcar blanco
- 2 cucharadas de salsa de soja
- 6 cucharadas de agua fría
- 4 cucharadas de maicena
- 8 huevos batidos
- 2 taza de apio en rodajas finas
- 2 taza de cebolla picada finamente
- 2 taza de brotes de soja
- 2 /2 taza de setas frescas en cubitos
- 1/2 taza de pechuga de pollo cocida picada
- 1/2 taza de carne picada cocida y desmenuzada
- 1/2 taza de cerdo cocido picado
- 2 cucharadita de sal

- 1/2 cucharadita de pimienta negra molida

Direcciones

1. Batir los huevos en un tazón grande. Agregue el apio, la cebolla, los brotes de soja, las setas, el pollo, la carne de vaca, el cerdo, la sal y la pimienta.
2. Mezclar todo junto.
3. Caliente el aceite en una sartén mediana o wok y la mezcla de huevo marrón 2 /2 taza a la vez.
4. Cuando toda la mezcla esté dorada, déjela a un lado.
5. Para hacer salsa: Disolver el caldo en el agua caliente en una cacerola pequeña; agregar el azúcar y la salsa de soja y mezclar bien a fuego medio.
6. Añadir agua fría y maicena y revuelva hasta que espeso y suave.
7. Sirva con el huevo Foo Yung.

Pizza Al Revés

Ingredientes

- 2 taza de queso mozzarella rallado, dividido
- 2 taza de queso parmesano rallado, dividido
- 2 de rollos de crema refrigerada
- 2 libra de carne picada magra
- 2 cebolla picada
- 2 cucharadita de ajo picado
- 2 salsa de espagueti de tarro

Direcciones

1. Precaliente el horno a 4 6 0 grados de F .
2. Bate la carne de res, la cebolla y el ajo en una cacerola grande a fuego medio alto.
3. Una vez dorado, escurrir la grasa y revolver en salsa de espagueti.
4. En un plato para hornear de 10 x2 4 pulgadas, esparza una capa de salsa.

5. Cubrir con la mitad de la mozzarella y los quesos parmesanos, otra capa de salsa y el resto del queso.
6. Cubra con rollos de media luna, pellizcando las costuras.
7. Hornear en el horno precalentado durante 20 a 4 0 minutos, o hasta que los rodillos estén dorados.

Seta En El Meatloaf Medio

Ingredientes

- 2 /2 taza de cebolla picada
- 2 /2 taza de pimiento verde picado
- 2 /2 cucharadita de sal
- 2 /2 cucharadita de pimienta negra molida
- 2 /2 cucharadita de ajo en polvo
- 2   de crema condensada de sopa de champiñones
- 2 libra de salchicha de desayuno de cerdo molido
- 2 libra de carne picada
- 2 huevos batidos
- 2   taza de migas de pan condimentadas

Direcciones

1. Precaliente el horno a 4 6 0 grados de F .

2. En un tazón grande combine la salchicha, la carne, los huevos, las migas de pan, la cebolla, el pimiento, la sal, la pimienta y el ajo en polvo.
3. Mezclar bien.
4. Desplegar la mezcla plana, 8 pulgadas por 8 pulgadas cuadradas.
5. Extender 2 /2 lata de sopa sobre el pan de carne, enrollar y sellar los bordes.
6. Coloque en un molde de pan.
7. Hornee en horno precalentado durante 4 0 minutos.
8. Añadir la sopa restante y hornear durante otros 20 minutos.

Albóndigas Italianas

Ingredientes

- 2 diente de ajo picado
- 2 paquetede mezcla de sopa de cebolla seca
- 2 tazas de migas de pan seco al estilo italiano
- 4 tarros de salsa de espagueti
- 4 libras de carne picada magra
- 6 cucharadas de orégano molido
- 6 cucharadas de perejil seco, triturado

Direcciones

1. Precaliente el horno a 4 6 0 grados de F .
2. Engrase ligeramente una cacerola de gelatina de 2 0x2 6 pulgadas.
3. En un tazón grande, mezcle la carne picada, el orégano, el perejil y el ajo.
4. Mezcle la mezcla de sopa de cebolla y las migas de pan condimentadas.

5. Mezcle bien.
6. Utilizando una cucharada de 2 onza, recoger y formar la mezcla de carne en bolas.
7. Colocar en el molde preparado y hornear en un horno precalentado durante 2 hora o hasta que las albóndigas estén doradas y cocidas.
8. En una olla grande a fuego alto, llevar la salsa de espagueti a ebullición y agregar las albóndigas cocidas.
9. Reduzca el fuego y cocine a fuego lento durante 4 horas.

Pimientos Rellenos Asados

Ingredientes
- 4 libras de tierra alrededor
- sal al gusto
- pimienta negra molida al gusto
- 2 taza de arroz blanco sin cocer
- 2 galón de jugo de tomate
- 8 pimientos verdes grandes
- 6 cucharadas de mantequilla
- 2 cebolla amarilla grande, cortada en cubitos

Direcciones
1. Lave bien los pimientos.
2. Haga una incisión circular alrededor del tallo para quitarlo.
3. Una vez que el tallo ha sido removido, quite las semillas, y enjuague el interior de la pimienta.
4. Deseche las semillas y los tallos y ponga los pimientos a un lado.

5. En una sartén a fuego medio, derrita la mantequilla y saltear la cebolla hasta que esté translúcida.
6. En un tazón grande mezclar la mezcla de cebolla y mantequilla con la carne molida y mezclar bien a mano.
7. Espolvorear en sal y pimienta al gusto.
8. Vierta lentamente el arroz, mientras se mezcla a mano.
9. Mezcle bien.
10. Rellene la mezcla de carne y arroz en los pimientos.
11. Cubra el fondo de 2 o 2 ollas grandes con aceite.
12. Coloque los pimientos rellenos en la olla (s) dejando un espacio de 2 pulgadas en la parte superior de la olla.
13. Vierta el jugo de tomate hasta que los pimientos estén cubiertos.

14. Si hay mezcla de carne sobrante, formar en bolas y agregar al jugo de tomate.
15. Calentar a baja temperatura durante 2 a 4 horas.
16. Revuelva cada 45 a 50 minutos.
17. El jugo se reducirá a una salsa gruesa.
18. Se puede decir que los pimientos se hacen cuando se están dividiendo a los lados.

www.ingramcontent.com/pod-product-compliance
Ingram Content Group UK Ltd.
Pitfield, Milton Keynes, MK11 3LW, UK
UKHW020644060526
12295UKWH00012B/168